➡ あなたが見つけた歯科医院の「標ぼう」をすべて書き出してみよう
（→標ぼうは42ページを参照しよう）。

ヒント　標ぼうは、入り口などに書いてあることが多いよ。

JN200395

➡ あなたが見つけた歯科医院の標ぼうには、「専門医」という言葉は書いて
あったかな？　もし書いてあれば、それも書き出してみよう（→専門医は
42ページを参照しよう）。

あなたが通いたいと思うのはどんな歯科医院かな？　書いてみよう。

※このページはコピーして使ってください。

教えて歯医者さん！

調べて守る歯の話③

歯科医院探検
(たんけん)

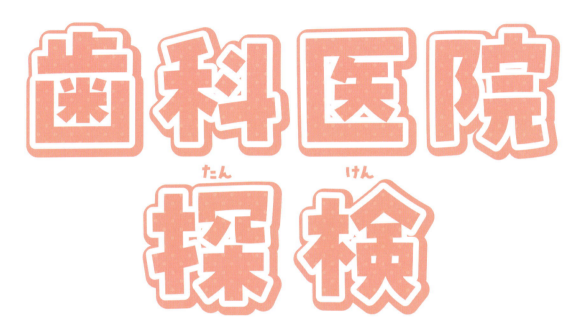

監修 桜堤あみの歯科
網野重人（小児歯科専門医）
原田奈名子

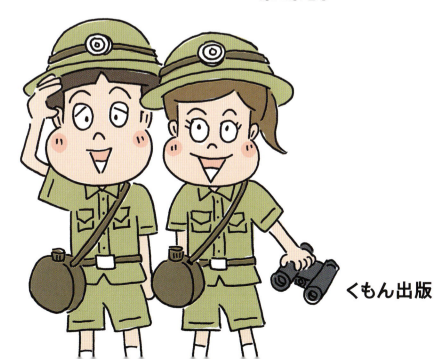

くもん出版

第3巻　歯科医院探検

はじめに …………………………………………… 4

第1章　歯科医院のことを知ろう

1　歯科医院を探検しよう

歯科医院の一日を体験 ………………………… 6

歯科医院の仕事場めぐり ……………………… 8

もっと知りたい！　歯の豆知識 …………………… 14

第2章　歯の治療にたずさわる仕事

1　歯医者の仕事

歯医者にはどんな仕事があるの？ …………… 16

歯医者になるには？ …………………………… 18

歯医者にインタビュー ………………………… 20

2　歯科衛生士の仕事

歯科衛生士ってどんな仕事？ ………………… 22

歯科衛生士になるには？ ……………………… 24

歯科衛生士にインタビュー …………………… 25

3　歯科技工士の仕事

歯科技工士ってどんな仕事？ ………………… 26

歯科技工士になるには？ ……………………… 28

歯科技工士にインタビュー …………………… 29

4　歯科助手の仕事

歯科助手ってどんな仕事? ……………………… 30

5 歯科医院で使う道具

歯科医院の仕事道具図鑑 ……………………… 32

もっと知りたい！ 歯の豆知識 ……………………… 36

第3章 歯科医院とじょうずにつきあう

1 歯医者をもっと知りたい

日本の歯医者の数は世界第2位！ ……………………… 38

歯科にも種類がある ……………………… 40

2 歯科医院にじょうずにかかるために

歯科医院の選びかた ……………………… 42

歯医者に伝わりやすい表現 ……………………… 44

もっと知りたい！ 歯の豆知識 ……………………… 46

さくいん ……………………… 47

わたしたちといっしょに歯について学ぼう！

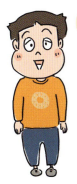

ケンマ（小6）
食べることが大好き。とくにおかしが好き。

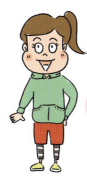

キラリ（小5）
ケンマの妹。空手に夢中。

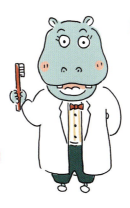

先生
りっぱな歯をもち、歯のことならなんでも教えてくれる。

はじめに

　わたしが歯医者をめざしたきっかけは、子どものころに経験した、むし歯とのつらく長い戦いにあります。共ばたらきの両親にかわり、わたしの面倒を見てくれたのは祖母でした。祖母からかわいがられて育ったわたしは、あまいおかしを好きなだけ食べ、歯みがきをしない日々を送るうちに、気づけばむし歯だらけになっていました。当時は、むし歯を予防するという考えかたや、予防するための習慣というものがあまりなかったので、子どものむし歯がとても多い時代でした。歯科医院の数もいまほど多くなく、いちばん近くの歯科医院まではバスで通っていました。そのような状況ですから、歯科医院はいつも多くの人でいっぱいで、治療に通うのも一苦労でした。このような自分の経験を通して、将来は、むし歯で苦しむ人や、子どもの気持ちによりそえる歯医者になりたいと思ったのです。

　第3巻では、歯科医院を探検します。ほとんどの人は歯科医院がこわいところだと思っているかもしれません。昔の歯科医院はむし歯ができたら行く場所であったため、どうしてもいたみをともなう治療が必要だったのです。でも、いまは少しちがいます。口の健康が、体の健康にとても重要だといわれるようになってからは、むし歯や歯ぐきの病気になる前に、それを予防しようという考えに変わってきました。歯科医院ではたらく人が、どのような仕事をしているのかや、何のためにそのような仕事があるのかを知っていたら、歯科医院に行くのが少し楽しみになるかもしれません。

　この本をとおしてみなさんが子どものうちから口の健康に対して興味をもっていただければうれしいです。

網野重人

第1章

歯科医院のことを知ろう

1 歯科医院を探検しよう ……… 6

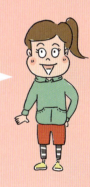

歯科医院ではどんな人たちが、どんなふうにはたらいているんだろう？ むし歯になったときに歯医者さんにかかるけれど、じつはよく知らないなあ。

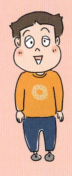

治療中はこわくて目をつぶっているから、どんな機械があるかもわからないよ……。

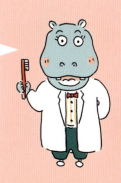

では、じっさいに歯科医院のなかを探検してみましょう。この章では、東京都にある、桜堤あみの歯科の一日を紹介します。歯科医院ではたくさんのスタッフがはたらいていて、受付やふだんみなさんが入っている診察室以外にも部屋がありますよ。見てみましょう。

1 歯科医院を探検しよう①

歯科医院の一日を体験

歯科医院ではたらく人たちは、何時から何時まではたらいているの？ 治療のためにどんな準備をするの？ 桜堤あみの歯科の一日の様子を調べてみました。

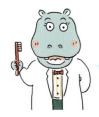
歯科医院には、歯医者さん以外にも歯科衛生士、歯科助手などのスタッフがいて、チームで患者さんをみているんですよ。

診察台にすわっているから気づきませんでした！
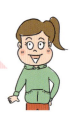

🪥 どんなふうにはたらいているのかな？

 8:30 出勤

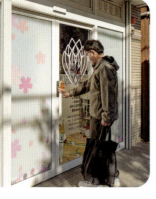

歯科医院に着いたらスタッフはユニフォームに着がえて診察台の整とんを開始します。そなえつけの器具に不備がないか確認したり、患者のすわる場所の安全をたしかめたりします。歯医者は、治療をする患者のカルテを見て、診察内容を確認します。

そのあと、スタッフ全員で朝礼をおこないます。患者の予約を確認し、治療の内容や注意点、どの診察台を使うのかなどを話しあいます。

 10:00 午前の診療開始

患者が来院しはじめます。午前中は子どもや高齢者の受診が多いです。はじめてみる患者には、治療計画を確認し、その日の治療内容を説明する「カウンセリング」をします。子どもの場合は、体や歯の成長と、治療内容が大きくかかわるため、保護者にもカウンセリングに参加してもらいます。

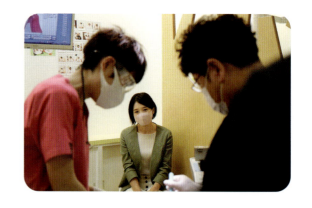

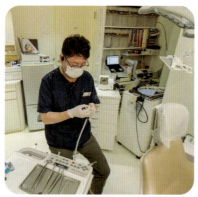

第1章 歯科医院のことを知ろう

14:30 午後の診療開始

昼休みをはさみ、午後の診療がはじまります。17時くらいまでは子どもの患者が多くなる時間帯。はじめて歯科医院に来た子どもには、不安をあたえないよう、歯医者はとくにていねいに説明します。

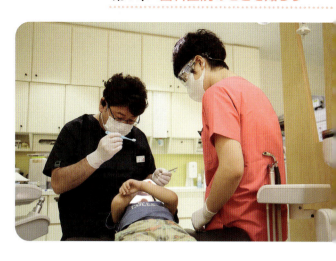

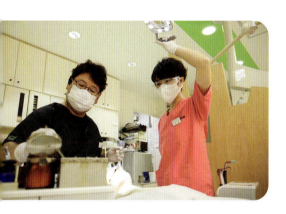

問診のあと、口のなかを観察します。必要があればX線検査をおこない、患者の状態にあった治療をします。桜堤あみの歯科では、子どもを治療するときは、治療の前に使う機械を見せたりさわらせたりして、くわしく説明することもあります。

17時半からは会社帰りのおとなや、塾や習いごと帰りの小学生、中・高生が多くなります。桜堤あみの歯科は急ないたみやけがの患者もみるので、診療が終わるのは20時をすぎることもあります*。清掃、かたづけをして病院を出ます。

＊スタッフには、早番や遅番などがあり、この時間内に交代制ではたらいています。

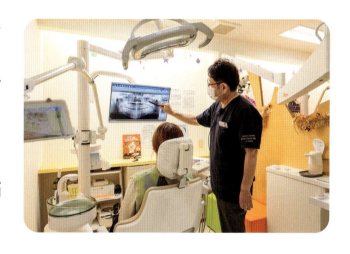

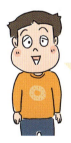

歯科医院には、小さい子どもからお年よりまでいろいろな人が来るんだね。

一日中大いそがしでびっくり！
歯医者さんは患者さんのことをずっと考えているんだね！

調べてみよう

歯医者さんはむし歯になるの？

ふつうのお医者さんが病気になることがあるように、歯医者さんもむし歯になることがあるのかな？
（→答えは14ページ）

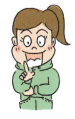

7

1 歯科医院を探検しよう②

歯科医院の仕事場めぐり

歯科医院には診察室のほかにも、検査や器具の滅菌（→13ページ参照）のための部屋があります。どんな様子かのぞいてみましょう。

院内にレントゲン室や滅菌室があるのは歯科医院ならでは。診察台のまわりには治療に使う器具がセットされているんです！

歯科医院の部屋は、受付と待合室、診察室だけかと思っていました！

あみの歯科を探検してみよう！

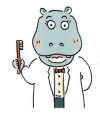

桜堤あみの歯科は、東京都武蔵野市にあり、地域に根ざした歯科医院として、子どもからおとなまでさまざまな年代の患者の診療をしています。院長の網野重人先生は小児歯科専門医なので、子どもの患者が多いのも大きな特徴です。

むし歯や歯周病の治療など一般的な歯科診療のほかに矯正治療もやっています。正しい診断に役だつ検査機器や、歯科用レーザーなど、最新の治療機器のほか、器具を滅菌するための機器なども完備し、2008年に開院しました。

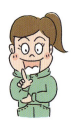

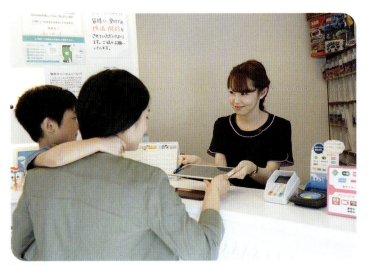

問診票は手書きのほかにタブレットで入力してもらう方法もとっている。

受付

歯科医院で最初に行くのが受付です。担当スタッフは、まず患者とやりとりをして、診察券や保険証をあずかり、予約のチェックをおこないます。そして、患者が問診票を書くあいだに、カルテの準備をすると、患者を診察室に案内します。

診察が終わったあとの会計や、電話の対応も受付でおこないます。

第1章 歯科医院のことを知ろう

待合スペース

受付後、診察を待つ場所です。あみの歯科の待合スペースはとても日あたりがよく、リラックスしてすごすことができます。また、歯や口のなかの病気や、歯のみがきかたについての映像などを、モニターで見ることができます。かべには、患者が知りたい情報がはられています。

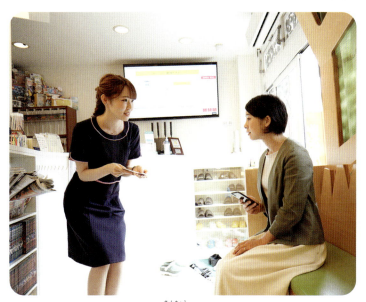

木のいすはあたたかみがあって緊張をやわらげてくれそう。

歯科医院を身近に感じてもらうくふう

待合スペースの一角には小さい子どものための「キッズコーナー」があり、おもちゃや絵本が置いてあります。待合スペースから診察室に向かう場所にはなんと「ガチャガチャ」がありました。治療をがんばるとごほうびにガチャガチャができるコインやごほうびシールがもらえます。「おくちのけんこうてちょう」は定期的に歯科検診に通ってもらうためのくふうです。次に歯科医院に行く日がわかります。

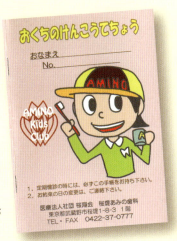

桜堤あみの歯科で配っている「おくちのけんこうてちょう」。

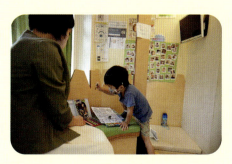

待ち時間に、ぬり絵を楽しむこともできる。

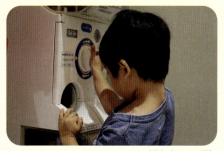

子ども用のガチャガチャは、診察室に移動するときすぐに目に入る。

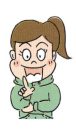

なんだかワクワクするね！こんな歯科医院なら毎月行きたいな。

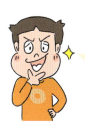

次の診察日や定期検診の日がすぐわかると、心の準備ができるから安心だよね！

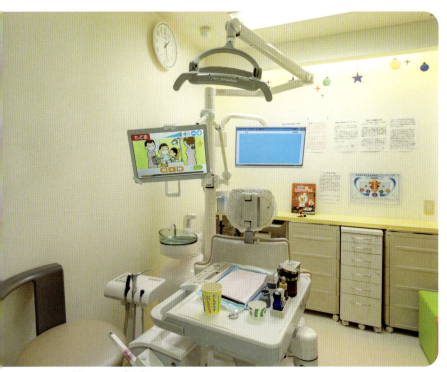

診察いすや治療機器や器具をのせる台などがまとまっている。

診察室

診察室は患者が診療を受ける場所です。あみの歯科には3つのユニットがあります。ユニットとは、患者がすわる診察台のことです。治療機器や、器具をのせる台、患者がうがいをする台など、必要なものがそなえられています（→右ページ参照）。あみの歯科では、仕切りをもうけてとなりの患者の様子は見えないようにしています。

ユニットにはそれぞれテレビモニターもあり、その場でX線検査やCT（コンピュータ断層撮影法）検査の写真を見ることができます。歯医者は写真を見ながら症状や治療の方法などについて説明します。

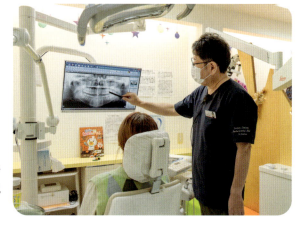

検査写真も、診察いすにすわったまま見ることができる。

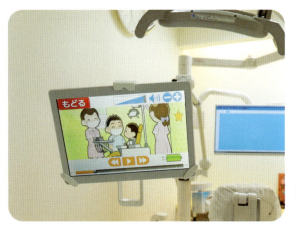

子どもの目線からでもらくに見ることができるのが「子ども用モニター」です。好きなアニメーションを選ぶことができ、リラックスして治療を受けられます。小さい子どもに大人気です。

診察の手順や、好きなアニメーションも見られる。

第1章 歯科医院のことを知ろう

診察台をくわしく見てみよう！

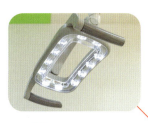

ライト
治療するところを明るく照らす。診察をする場所によって、ライトをあてる向きを調整できる。

テレビモニター
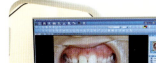
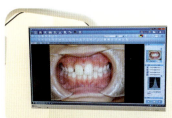

マイクロスコープ
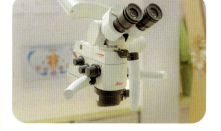
歯科用の顕微鏡では、4倍から20倍までに拡大して見ることができる。

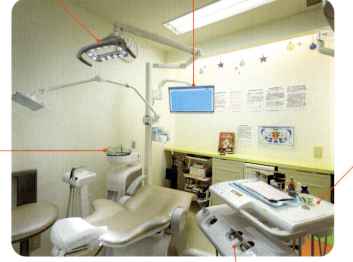

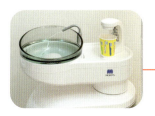

スピットン
口をあらう水が出てくる装置と、口をゆすいだだ液を流せるようになっている台。

器具台
歯科用ミラー、ピンセット、薬剤、薬をぬるときに使う綿の玉などをのせる台。

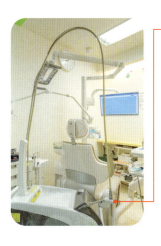

歯科用レーザー
口のなかのけがの処置や、歯の根の治療に使う。口内炎や、少しの刺激でいたみを感じる知覚過敏の治療などにも使われる。

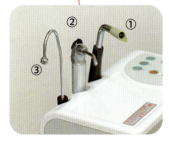

治療に使ういろいろな道具
①バキューム けずった歯や、口のなかにたまっただ液などをすいこむ。
②スリーウェイシリンジ 1本で、口に水を注いだり、風を当てたり、きりをふきかけたりする道具。
③排唾管 治療中口のなかにたまっただ液をすいこむ。バキュームより細く、口のはしに引っかけるようにして使う。

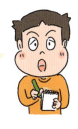

> 診察室のユニットは飛行機のコックピットみたい！

> 歯医者さんの説明がよくわかるようにモニターまでそなえられているんだね！

11

X線・CT検査室

　X線とCTは、目では確認できない部分を撮影するためのもので、X線・CT検査室はこれらで撮影するための部屋です。どちらも健康に問題がないていどのX線（放射線の一種）を当てて撮影します。放射線が外にもれないためのドアで仕切られた、検査機器を操作する場所があります。

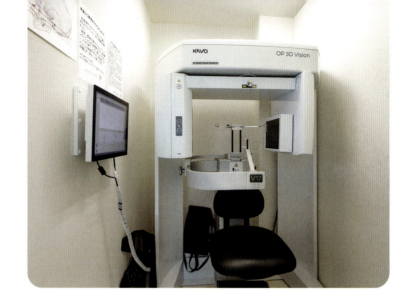

X線装置。空気を多くふくむ部分（肺など）は黒く写り、水分や骨は白く写る。

CT装置。1回で歯も口のなかもあごも撮影できる。画像を組みたてて、立体的に全体像をとらえられる。

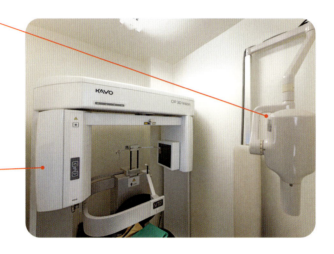

　あみの歯科では、歯の全体を見られるパノラマと、3～4本の歯を見られるデンタルという2種類のレントゲン撮影をすることができます。また、範囲を選んで撮影することで被ばく線量＊をへらすことができるCT装置もそなえています。

＊人体が受ける放射線の量。

X線検査とCT検査って何がちがうの？

　どちらも、体のなかを見るために、体に当てて撮影をする検査です。X線検査は一つの方向から当てますが、CT検査は、いろいろな方向からX線を当てるので、より細かい部分まで写すことができます。

X線検査は「レントゲン検査」ともよばれています。レントゲンはX線を発見した博士の名前です。

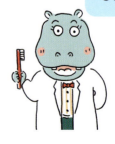

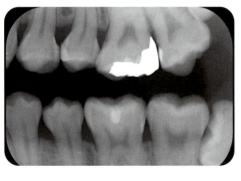

X線を当てて撮影した歯の様子。

資料提供：鹿児島大学病院矯正歯科

X線写真は白と黒だけしか写っていないのに病気の状態がわかるんですね。

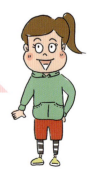

第1章 歯科医院のことを知ろう

器具の洗浄・滅菌室

使い終わった器材はまずきれいにあらって、そのあと滅菌します。滅菌とは、対象とするもののなかにある微生物を完全に殺したりとりのぞいたりすることです。歯科治療の器具は、患者の血液やだ液にふれるので、患者ごとに交換し、滅菌する必要があります。器具はさまざまな形をしているため、いくつかの滅菌器を使い分けてきれいにたもちます。

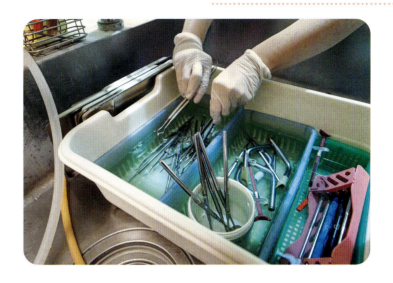

洗浄・滅菌に使ういろいろな器具

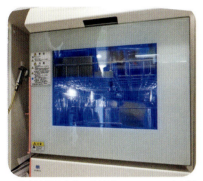

医療用洗浄機。洗浄、すすぎ、消毒、仕上げ、乾燥を1時間半でおこなう。

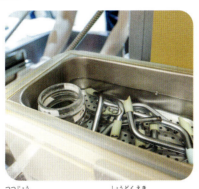

筒状の部品などは、消毒液を入れた超音波洗浄器であらったら、手でゆすぎあらいをしてから滅菌器に入れる。

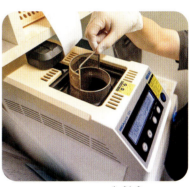

小さいものをまるごと滅菌器に入れる、乾燥しないタイプの滅菌器もある。

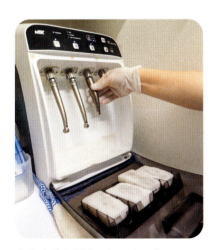

歯をけずる器具のタービン（→34ページ参照）は、高圧のオイルであらう。オイルを自動で入れる機械もある。

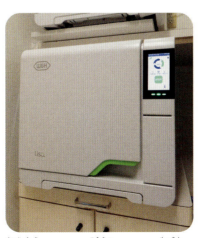

水蒸気の高温と高圧によって滅菌する滅菌器。

調べてみよう

検査で浴びる放射線の量は？

検査などで浴びても、体に悪い影響はない放射線。X線検査やCT検査で浴びる放射線の量はどれくらいなのかインターネットで調べてみよう。

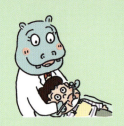
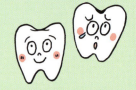

もっと知りたい！歯の豆知識

歯科の感染予防

　歯科医院では、機器や道具の「滅菌」をしています。滅菌は「被滅菌物のなかのすべての微生物を殺滅または除去すること」*と定義されています。歯科医院だけでなく医療の現場では、手術用具や注射器などの器具はかならず滅菌しています。

　人の口のなかにはさまざまなウイルスや菌がすんでいます。B型肝炎、C型肝炎、エイズなどの重大な病気は血液を介して感染することもあります。歯医者は患者の口を直接さわって治療し、治療器具は血液やだ液にふれます。そのため、歯科医院では、「すべての血液やだ液には、感染の原因となる病原体をふくむ可能性がある」という考えのもと、病院内に洗浄・滅菌室をもうけて滅菌を徹底しているのです。

　歯科医院では器具の滅菌のほか、エプロン、紙コップ、施術用の手ぶくろなどはすべて使いすてのものを使用し、ウイルスや細菌にふれることでうつる「接触感染」もふせいでいます。

　この章で仕事場めぐり（8〜13ページ）をさせていただいた桜堤あみの歯科では、99.95パーセントのウイルスをとりのぞく医療向けの空気清浄機を設置していました。感染症のなかには、空気やせきやくしゃみをすいこむことでうつる「空気感染」や「飛沫感染」もあるからです。

　こんなふうに歯科医院では、あらゆる手をつくして感染症をふせいでいます。日本歯科医師会では、院内感染を予防するための講習をおこなうなど、医療現場の安全を高めるための対策もしています。

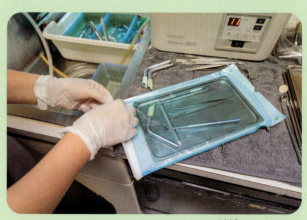

口のなかで使用するミラーなどの器具は、専用のふくろで包んで滅菌し、使う直前に開ける。

*厚生労働大臣が定める「日本薬局方」により定義。

| 7ページ | ある。歯みがきをていねいにするなど、日ごろから気をつけているが、もしなってしまったら早めになおす |

14

第2章 歯の治療にたずさわる仕事

1. 歯医者の仕事 ……………… 16
2. 歯科衛生士の仕事 ………… 22
3. 歯科技工士の仕事 ………… 26
4. 歯科助手の仕事 …………… 30
5. 歯科医院で使う道具 ……… 32

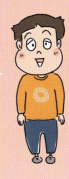

歯医者さんってむし歯をなおす以外にもいろいろな仕事があるって聞いたことがあるよ。

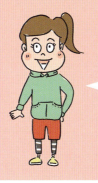

そもそも歯医者さんになるためにはどんな学校に行けばいいんだろう？

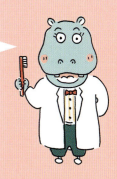

歯医者になるためには、歯科大学に行く必要があります。そこではむし歯治療の方法だけでなく、さまざまなことを学びます。この章では、歯科医院ではたらく人たちの仕事内容や、仕事道具、どうしたらその仕事につけるのかについて紹介します。じっさいにはたらいている人のインタビューもありますよ。

1 歯医者の仕事①

歯医者にはどんな仕事があるの?

むし歯治療だけでなく、歯の健康状態を見たり学校健診をおこなったりするのも、歯医者の仕事です。歯医者のいろいろな仕事を見てみましょう。

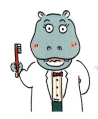

口のなかのけがや歯ならびをなおしたりもしますよ。歯や口のなかのことで心配なことがあったらすぐに歯科医院に来てくださいね。

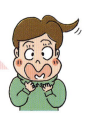

歯科医院には、むし歯の治療でしか行ったことがなかったです！

口のなかの状態を調べる

歯医者は、最初に「問診」をします。どんな症状があるのか、いたみがあるならどこがどんなふうにいたいのか、いつからはじまったかなどを患者に聞くことです。そしてミラーや探針（→33ページ参照）などを使って、口のなかの状態を調べます。その結果、むし歯があればどのくらい進んでいるか、歯周病の場合は歯の骨がどのくらい悪くなっているかなど、目で見ただけではわからないことを知るために、X線写真やCT写真をとることもあります。とった写真を患者に見せながら、状態を説明します。

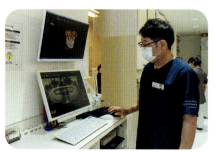

X線画像で歯や歯の骨の状態をチェック。

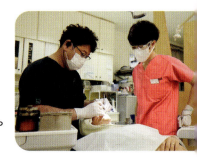

口のなかを見て歯ぐきや歯の状態を確認する。

学校の健診も歯医者の仕事！

学校歯科医（歯科の校医）として、保育所や幼稚園、学校に出向いて歯科健診をするのも歯医者の仕事です。ミラーを使って歯や口のなかの状態を検査し「歯・口腔の健康診断結果のお知らせ」などの通知票で検査結果を知らせます。

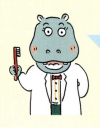

学校の健診で「要治療」と書かれていたら、歯科医院に行きましょう。

第2章 歯の治療にたずさわる仕事

むし歯や歯周病の治療

　むし歯は、すぐにけずってなおすべきなのかを検査結果から判断します。むし歯菌の活動をおさえる薬をぬって様子をみる、歯をけずってつめものをする、歯の神経をぬいてかぶせものをつける、歯をぬいてブリッジ＊や部分入れ歯にするなど、むし歯の進み具合にあわせて治療します。
　歯周病の治療も進行具合によって変わります。歯ぐきが少しはれているていどなら、歯と歯ぐきのあいだのよごれ（歯こう）や歯石（歯こうが固まったもの）をとり、歯みがき指導をします。

＊歯をぬいたあと、両どなりの歯をけずって橋のようにつなげる方法。

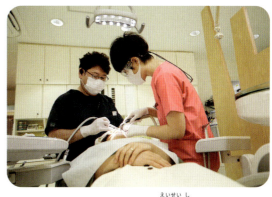

歯医者がむし歯をけずり、歯科衛生士が口のなかのだ液をすいとる。

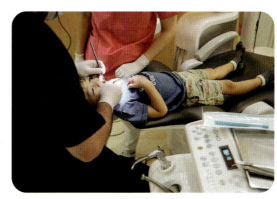

歯医者が歯の状態を見ながら歯こうや歯石をとる。歯科衛生士がすることもある。

歯ならびの矯正やけがの治療

　歯科医院では、歯医者と相談しながら、歯のならびかたや上下の歯のかみあわせをなおす治療を受けることもできます。このような矯正治療は、はじめるタイミングがとても大事です。定期検診で様子をみながら、適切な時期に患者の状態にあった方法で治療をおこないます。また、歯医者は、口のなかを切ったり、歯が折れたなどのけがの治療もおこないます。遊びやスポーツでぶつかったり転んだりして、口のなかが切れてしまったり歯が折れたりぬけたりしたときは、きず口をぬいあわせるなどの外科処置をします。

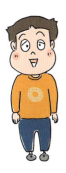

歯医者さんのお仕事ってこんなにいろいろあるんだね！

調べてみよう

訪問歯科はどんな治療をする？

歯医者は歯科医院や大学病院ではたらくほかに、訪問歯科といって、患者の自宅や施設に行き、治療することがあるよ。なぜ必要なのか、どうやって治療するのか調べてみよう。

17

1 歯医者の仕事②

歯医者になるには？

大学の歯学部で6年間勉強し、歯科医師国家試験に合格すると歯科医師免許が取得できます。合格後は1年以上の研修が必要です。

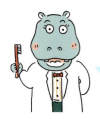

日本には、たくさんの歯科医院がありますね。そこではたらく歯医者さんには、どんな人が向いていると思いますか？

う〜ん、人の歯をけずるから、手先が器用な人でしょうか？

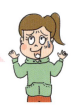

🚩 歯科大学で6年間勉強し、国家試験に挑戦

歯医者になる第一歩は、国公立大学や私立大学の歯学部、歯科大学に進学することです。このような学校は全国に29校あります（2024年1月時点）。6年間通って、医学や歯学を勉強し、病院などでの実習を経験し、国家試験にのぞみます。

国家試験を受ける人は何人くらい？

歯科医師国家試験の受験者数は、毎年3,000人くらいです。全体の合格率は66.1パーセントです。合格者の男女比は、男性が55.3パーセント、女性が44.7パーセントとなりました＊。

＊2024年時点。

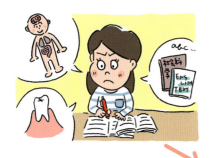

1〜2年生では歯や口のなかのことはもちろん、人体の構造など医科の基礎を学び、社会科学や外国語など歯科以外のことも勉強する。

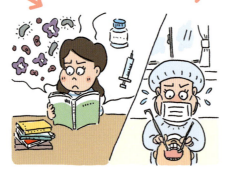

3〜4年生になると麻酔学、小児歯科学、口腔細菌学など歯医者に必要な専門知識を学び、治療実習もはじまる。

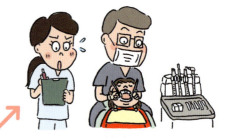

5〜6年生になると臨床実習といって、じっさいに患者を相手にしておこなう実習を大学病院や地域の医療機関でおこなう。診療にかかわりながら、歯医者の仕事を一通り経験する。6年生の卒業試験に合格すると、歯科医師国家試験受験資格が得られ、国家試験にのぞむことができる。

第2章　歯の治療にたずさわる仕事

1年以上医療機関で研修医としてはたらく

歯科医師国家試験に合格し、歯科医師免許を取得しても、すぐに歯医者としてはたらけるわけではありません。研修医として1年以上の臨床研修を受ける必要があります。

研修は大学付属病院や歯科医院などでおこなわれます。研修は指導医の補助からはじまります。指導医の指示を受けながら、少しずつ治療の経験を積み、歯科治療に必要な技術や知識を身につけていきます。

研修後は、大学付属病院、総合病院、歯科医院、企業内歯科診療所、役所の歯科施設などではたらきます。診療所ではたらく歯医者が全体の85.7パーセントとなっています*。ひとり立ちして歯科医院を開業する人もいます。

*出典：厚生労働省「医師・歯科医師・薬剤師統計の概況」(2022年)

高校 → 大学の歯学部（6年間）→ 歯科医師国家試験に合格、免許を取得 → 臨床研修医（1年以上）→ 歯科医師

歯医者に向いているのは思いやりのある人

歯医者はとても細かな作業をするので、手先が器用な人のほうが向いていると思う人も多いのではないでしょうか。「図工の授業は苦手だから、自分にはできないかも」と感じる人もいるかもしれません。

しかし、歯医者にいちばん必要なことは、「人への思いやり」なのです。

歯のいたみは、人が感じるいたみのなかで、とくに強いいたみであるともいわれます。「患者さんのいたみをとりたい」という熱意を原動力にして、歯のしくみや人間の体のしくみを勉強することが、とても大切です。そうやって努力することで、知識がふえ、技術もみがかれていきます。

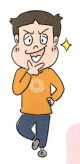

手先は器用じゃないけれど、ぼくもがんばれば歯医者さんになれるかも！

歯科医院ではたらく自分をイメージできたよ。

クイズ

日本にある歯科大学の数は？
国公立や私立の歯科大学や歯学部は全国に全部でいくつあると思う？ 30校以上？ 30校以下？
（→答えは36ページ）

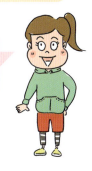

歯医者にインタビュー

おとなになっても通ってくれるような歯医者をめざして

網野重人先生（桜堤あみの歯科院長・理事長）

Q 歯医者をめざしたきっかけは？

　ぼくの両親は共ばたらきで、おばあちゃんがよく面倒をみてくれました。おばあちゃんは、あまいものを好きなだけ食べさせてくれましたが、歯みがきが足りず、歯はむし歯だらけになってしまいました。治療がいたくて、歯医者が大きらいになりました。そのときから、「いたみがなく生きていけることは大事だなあ」と思うように。高校生になり、進路を決めるときに、小さいころのその気持ちを思い出し、歯学部を受験することに決めました。

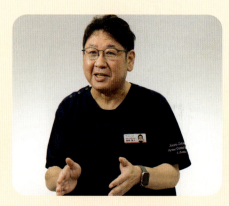

網野重人先生ってどんな人？

山梨県甲州市（旧塩山市）生まれ。2008年に桜堤あみの歯科を開設しました。日本歯科専門医機構認定専門医として、たくさんの子どもたちの歯の健康をまもっています。

Q 網野先生が小児歯科を専門にしたのはなぜですか？

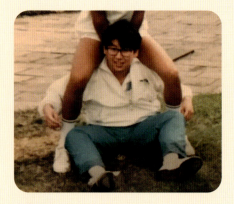

大学時代はソフトテニスにもチャレンジ。試合では上位の成績を残した。

　大学に入って、歯科医療の勉強をはじめると、歯をけずったりつめものをつめたりと、まるで大工さんみたいで、人間味を感じませんでした。実習で一般歯科、矯正歯科、口腔外科、小児歯科などすべてを回ってみて、小児歯科では人を相手にしているという実感を強くもつことができました。治療がいやだったり、いたかったりしたら、泣きさけんでしまう子どもたちを見て、「この子たちを治療してあげたい。これしかない！」と感じ、小児歯科に進みました。

第2章　歯の治療にたずさわる仕事

Q 小児歯科に進んで、じっさいに子どもの患者をみるようになって、どう感じましたか?

　子どもの歯のいたみをとってあげたいという思いが強かったので、充実感がありました。
　子どもは年齢によって生活環境が変化し、口のなかの状態も変わります。また、一人一人成長のしかたもちがい、むずかしさを感じることもあります。子どもの成長にともなって人生をせおっているという思いで診療しています。

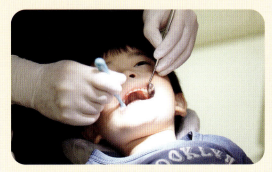
子どもの口のなかを見て、前回と変わったところがないか、すみずみまでチェックする。

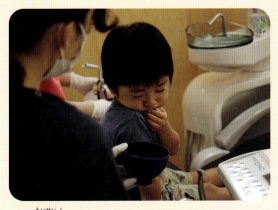
歯科衛生士が子どもをみる様子。あみの歯科では子どもの気持ちによりそう診療を大事にしている。

Q 治療で心がけていることは?

　子どもを歯医者ぎらいにしないことです。安心して歯科医院に通ってもらうために、まず保護者に子育てについての考えかたや、子どもの性格などを聞きます。子どもには、はじめての診察で、いきなり歯の治療はしません。機械を見せたりさわらせたりしながら、何の目的でどのように使うのかを説明します。そうすることで、不安を少しでもとりのぞければいいなと思っています。

Q やりがいを感じるときは?

　赤ちゃんのときから歯をみている子が、おとなになっても通院してくれることですね。ぼくは、患者さんに安心してもらい、ずっと通ってもらえる歯医者になりたいと思っているので、こんなにうれしいことはありません。
　日々の診察で、子どもからおとなまでたくさんの人をみていますが、「先生の顔を見たらなおっちゃったよ」ということばをいただくと、この職業についてよかったと心から思います。

> 口は命の入り口といわれています。食事をとらなければ人間は生きていけないからです。食べものをしっかりかむために、むし歯や歯周病の予防をしましょう。毎日の歯みがきだけでなく、歯科医院に行って歯をみてもらうことも大事ですよ!

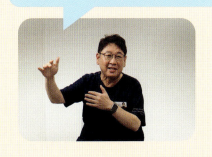

21

2 歯科衛生士の仕事①

歯科衛生士ってどんな仕事？

歯科衛生士は歯科医師の治療を手伝うだけでなく、歯の掃除や歯みがき指導などをおこなう、歯周病やむし歯予防のプロフェッショナルです。

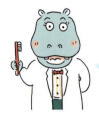

歯科衛生士さんは患者さんとのコミュニケーションづくりにも欠かせない大切な歯科医院のスタッフなんです！

むし歯の治療をするとき、歯科衛生士さんがはげましてくれてとても心強かったです！

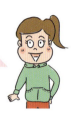

診察の準備をする

患者のカルテを見て、口の状態を確認します。今日の治療ではどんなところに注意すればよいかを頭に入れ、歯医者と情報を共有します。

歯医者が診察をする前に、口のなかや歯の掃除をします。そして、その日の口のなかの状態について、歯医者に伝えます。

そして、患者が入れかわるときには、機材を整え、診察台やそのまわりの掃除、除菌をします。

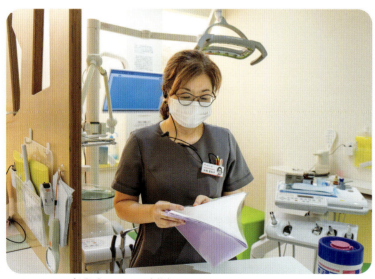

カルテは歯科衛生士の目でも確認する。

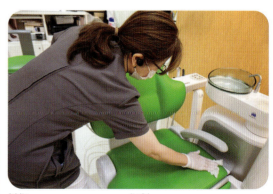

患者が入れかわるたびに除菌をおこなう。

歯科衛生士さんは、歯医者さんの心強いパートナーなんですよ！

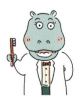

22

第2章 歯の治療にたずさわる仕事

診察の補助をする

治療中は、歯医者に器具や薬剤をわたしたり、患者の口にたまっただ液をすいとったりします。また、歯科衛生士は歯型をとったり、つめものをつけるために使う医療用のセメントを練ることもあります。これらは歯医者の管理のもとにおこないます。

スケーラー（→35ページ参照）で歯石をとるのは歯科衛生士のうでの見せどころ。歯と歯ぐきの境目にある歯石を、できるだけいたみがないようきれいにとっていきます。

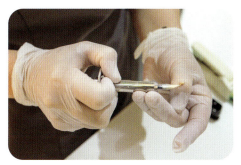
セメントはすばやくしっかり練りこむ。

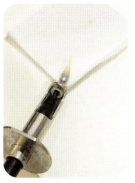

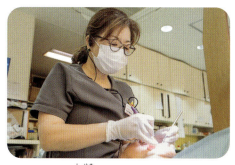
スケーラーで歯石をとる。

むし歯になりづらい手当てをする

むし歯や歯周病の予防でいちばん大切なのは歯みがきです。歯科衛生士は、歯みがき指導が必要な患者に、歯ブラシの当てかたやみがきかたを指導します。

定期検診の患者に、歯の質を強くするフッ素をぬることもあります。子どもの場合、口のなかを健康にたもつためには、成長にあわせたケアが必要です。保護者に「おやつは食べますか」「歯みがきをいやがりませんか」などの質問をして話を聞きとりながら、日ごろのケアについてアドバイスをすることも歯科衛生士の大事な仕事なのです。

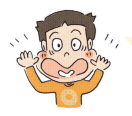

セメントも練るなんてびっくり！

先生の助手からむし歯や歯周病予防の指導まで……歯科衛生士さんはいろいろな仕事をするんだね！

調べてみよう

歯科衛生士さんの数は？

歯医者さんは全国に10万5,267人いる（2022年時点）けれど、歯科衛生士さんは何人いるんだろう。歯医者さんより多いと思う？ 少ないと思う？
（→答えは36ページ）

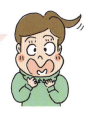

2 歯科衛生士の仕事②

歯科衛生士になるには？

歯科衛生士の養成校で勉強し、国家試験に合格すると歯科衛生士名簿に登録されます。そして免許を取得すると、歯科衛生士としてはたらけます。

養成校で勉強し、国家試験を受験

歯科衛生士になるためには、高校を卒業後、厚生労働省指定の歯科衛生士養成学校に入学し、そこで3年以上学びます。基礎的な内容の講義からはじまり、じょじょに口腔外科学や歯科矯正学などの専門的な知識を身につけ、歯科医院などでの実習も経験します。診療の補助のしかたやむし歯や歯周病の予防処置を経験し、技術をみがきます。

養成校を卒業すると歯科衛生士国家試験の受験資格が得られます。歯科衛生士国家試験を受験し合格すると、厚生労働省の歯科衛生士名簿に登録され、歯科衛生士免許証がもらえます。

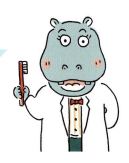

国家試験の合格率は、毎年9割をこえているんです。

さまざまな就職先ではたらく

資格取得後の就職先でいちばん多いのは、歯科医院です。大学病院や総合病院、保健所、老人保健施設ではたらく人もいます。就職先で歯科衛生士としての経験を積みながら、矯正、小児歯科などそれぞれの学会が認定する専門的な歯科衛生士をめざす人もいます。

チームでおこなう歯科診療の現場では歯科衛生士の力はとても大きく、コミュニケーション能力が大切です。また、口と歯の健康指導や、歯科医師の治療の補助をおこなうための知識、技術を学び自分の能力を高めることも必要です。

専門学校など ・ 短大（歯科衛生学科など）・ 大学（医療保健学部 口腔保健学科など） → 歯科衛生士国家試験 → 歯科衛生士

24

第2章 歯の治療にたずさわる仕事

歯科衛生士にインタビュー

患者さんとかかわりながら技術力を発揮できる仕事

中西眞知子さん（桜堤あみの歯科）

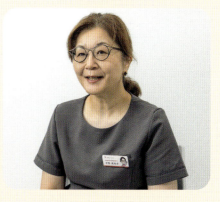

中西眞知子さんってどんな人？
東京都生まれ。小児歯科学会認定衛生士。桜堤あみの歯科で、歯科衛生士としてはたらき15年になります。

Q どうして歯科衛生士になろうと思ったのですか？

　小さいころから、会社の事務員さんのような仕事は、自分には向いていないと思っていました。中学生くらいになると「手に職をつけなさい」と母からよく言われるようになり、どんな仕事につこうか考えるようになりました。高校生のとき担任の先生からすすめられたのが歯科衛生士でした。

Q 最初に就職したところでは、どんな仕事をしましたか？

　衛生士学校を卒業後、大学病院に就職しました。最初は、歯を失った人をブリッジや義歯（入れ歯）で治療する部門に配属されました。大学病院にはユニットが何十とあり、歯科衛生士が5〜6人います。さまざまな種類の仕事があり、日によって内容が変わります。入ったばかりのころは、型どりの手伝いをしたり、かぶせものをつけるときのセメントを練ったりということからはじまりました。
　はじめて経験することばかりでしたが、やりがいを感じることができました。病院内で、先輩の歯科衛生士からやりかたを見せてもらいながら、自分で学べる環境だったことがあっていたのだと思います。

Q 歯科衛生士の仕事のやりがいは？

　患者さんとコミュニケーションをとりながら専門技術を生かせることです。また、経験を積むごとに、責任のある仕事をまかせてもらえるので、はっきりと手ごたえを感じられます。先生はどんなふうに治療しているのかな？　なぜこの治療をするとこの結果になるのか……など、いまでも関心はつきません。
　仕事にあきるということがなく、やめたいと思ったことはいちどもありません。患者さん一人一人によりそえるよう心がけています。

25

3 歯科技工士の仕事①

歯科技工士ってどんな仕事？

歯医者の指示書にしたがって歯科技工物をつくります。技工物には、つめものやかぶせもの、義歯、矯正装置などいろいろあります。

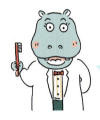
歯科技工士さんは歯医者さんが患者さんからとった歯型をもとに、つめたりかぶせたりする歯をつくってくれるんです。

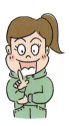
歯医者さんがつくるんじゃないんですね。どんな手順でつくるのか知りたいです！

歯科技工士がつくるもの

　歯を治療するときのつめものやかぶせもの、入れ歯などの歯科技工物を製作したり、修理することを歯科技工といいます。歯医者の注文におうじて、歯科技工をおこなうのが歯科技工士の仕事です。歯科技工士は、歯科技工所や歯科医院内の技工室などで技工物をつくります。「つめもの」は、むし歯治療などで歯の一部が欠けてしまったときに使い、素材は金属、セラミック、強化プラスチックなどがあります。ほかに歯が大きく欠けたときに歯をおおう「かぶせもの」、失った歯の代わりに入れる「ブリッジ」や「部分入れ歯」、インプラントの上にかぶせるものや矯正装置＊などをつくるのも歯科技工士です。歯科技工所ではこれらの技工物のどれかを専門的に担当することも多いようです。

＊インプラントとは、あごの骨にうめこむ人工の歯根のこと。矯正装置は、歯ならびやかみあわせをよくするため歯につける装置。

技工物の種類

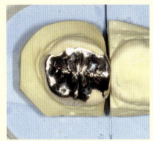
つめもの

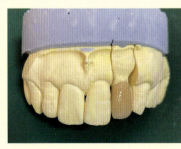
さし歯

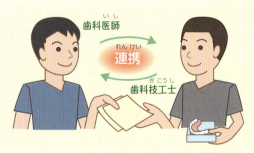
歯医者からの指示書にそって、歯科技工士がつめものなどをつくる。

第2章 歯の治療にたずさわる仕事

技工物のつくりかた

歯医者が患者からとった歯型から、歯の模型をつくります。石こうを流しこみ、固まったらていねいに形を整えます。

模型ができたら、技工物がしぜんで正しいかみあわせになるように咬合器（あごの動きを再現する装置）にセットします。

製作の手順は技工物によってことなりますが、たとえばつめものの場合は、欠けた部分の歯にあわせて、注文どおりの素材で歯をつくっていきます。

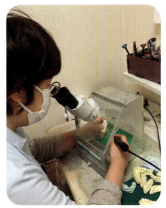
顕微鏡をのぞきながら模型の形どおりにけずる。

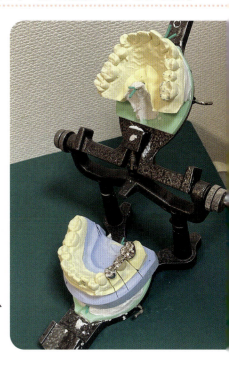
技工物をセットして、かみあわせを見る「咬合器」。

入れ歯などの修理をする

入れ歯があわないときに微調整をするのは歯医者ですが、大きな調整は歯科技工士がおこないます。

入れ歯がわれた、こわれてしまった、部分入れ歯のばねが外れた、すでに使っていた入れ歯に新たにぬけた歯を追加するなどの場合には、歯医者の注文におうじて、歯科技工士が修理をします。

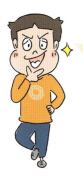

どんな注文にもおうじる歯科技工士さん、カッコいいな！

歯医者さんにとっても、歯科技工士さんは欠かせない人なんだね！

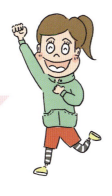

調べてみよう

銀歯ってどんなものなの？

銀歯はじつは100パーセント銀でできているわけではないのです。ほかに何が入っているのかな？　また、銀歯にはどんな特性があるのかな？

写真提供：大澤 香（26、27ページ）

3 歯科技工士の仕事②

歯科技工士になるには？

養成校で学び、国家試験に合格したあとに歯科技工士名簿に登録されると免許が得られます。歯科技工所や歯科医院内の技工室などではたらけます。

養成校を卒業後、国家試験を受験

歯科技工士になるためには、高校を卒業後、専門学校、大学、短大などの歯科技工士養成校で2年以上学びます。

養成校では歯の形や神経のことだけでなく、頭やあごの骨、筋肉、関節、神経のことまで学びます。入れ歯やつめもの、かぶせものなどをつくるときに使う材料の性質や加工法の勉強は、歯科技工士として重要です。技工物の製作技術は実習でしっかり身につけます。

決められた学科を修了すると、歯科技工士国家試験の受験資格が得られます。合格率は約9割となっています。

さまざまな場所で技工物をつくる

国家試験に合格して、登録機関に申請すると、歯科技工士名簿に登録され、免許がもらえます。はれて歯科技工士としてはたらくことができるようになるのです。

歯科医院内や大きな病院の歯科技工室、また歯科技工所という歯科技工を専門的におこなう場所などで、歯医者からの注文を受けて歯科技工物をつくります。経験や技術を積んだあと、自分で会社を立ちあげるなどして、個人で病院などから技工物の製作をうけおう歯科技工士もいます。

これまで、歯科技工士の仕事はほとんどの工程が手作業でした。しかし、コンピュータで技工物を設計したり、データどおりにけずりだして加工する機械が登場するなど、最近はどんどんデジタル化が進んでいます。歯科技工士養成校でも、授業に歯科技工をデジタルでおこなう内容が組みこまれています。

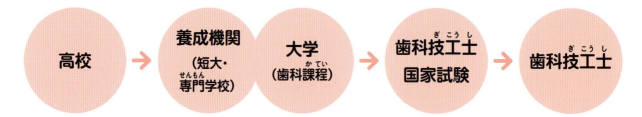

第2章 歯の治療にたずさわる仕事

歯科技工士にインタビュー
患者さんの喜ぶ顔を思いうかべて

大澤香さん、小出千春さん

大澤香さんってどんな人？
フリーランスの歯科技工士として、自宅で仕事をしています。現在は、あみの歯科のほか、3つの歯科医院から仕事を受けています。

小出千春さんってどんな人？
以前は、歯科技工士として歯科技工所で入れ歯をつくる仕事をしていましたが、いまは子育て中のため、技工士の経験を生かしながら、あみの歯科で歯科助手をしています。

Q どうして歯科技工士になろうと思ったのですか？

大澤 手先を使ってものをつくるのが大好きで、歯科技工士の道に進みました。ただ、現場では手先が器用なだけでなく、つくるのが好きなことと、集中力が必要でした。

小出 わたしもものづくりが好きでこの仕事につきました。よい仕事になるように、努力することが楽しいです。

Q どのようにキャリアを積んだのですか？

小出 まず歯科技工所に勤務し、入れ歯を担当しました。入れ歯を完成させるまでに作業分担があるのですが、一つ一つ技術をきわめながら次のステップに進みました。

大澤 歯科技工所ではたらき、自分の力でやってみようと、独立して12年になります。専門はつめものです。違和感がないように、歯の高さに気をつけて製作しています。

Q 仕事で大変なところや、やりがいはなんですか？

小出 歯医者さんがつくった歯型にぴったりあわせて技工物をつくる仕事なので、地道に作業にとりくみたいわたしには向いていました。できることがふえるほど楽しくなり、やりがいがあります。

大澤 細かい作業のため、集中力と根気が必要になります。そして、ていねいに修正しながら進めるので、とても時間がかかります。ですが、患者さんの声がはげみになり、技術ものばすことができました。

29

4 歯科助手の仕事

歯科助手ってどんな仕事？

歯科助手は、医療行為はおこないませんが、診察がスムーズにいくように病院内のいろいろな場所で、歯医者や歯科衛生士を助けています。

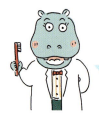

歯科医院には患者さんの歯の治療のほかに、たくさんの大事な仕事があって、歯科助手とよばれる人たちがささえているんです！

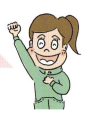

歯科助手さんのお仕事について、くわしく知りたいです！

はば広い仕事内容がある

歯科助手は、治療器具の洗浄・滅菌、院内の清掃・除菌など歯科医院で必要な業務をおこない、歯医者と歯科衛生士をサポートします。また、診察券や保険証の確認、患者の案内、電話応対、会計、診察予約や診察スケジュールの管理、カルテの整理など受付窓口での業務をおこなう場合もあります。

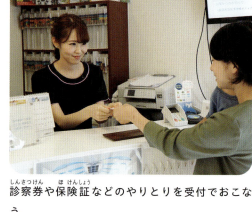

診察券や保険証などのやりとりを受付でおこなう。

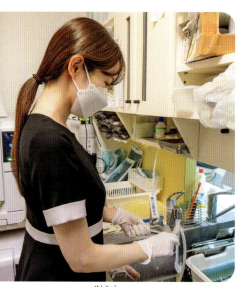

器具の洗浄も歯科助手の仕事の一つ。

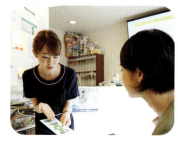

患者に、歯科医院の予約方法を説明している様子。

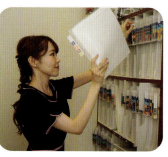

たくさんの患者のデータをカルテで整理している。

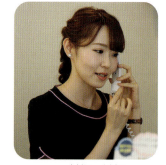

電話では、患者の診察の予約を受けたり、質問への対応をしたりする。

第2章 歯の治療にたずさわる仕事

歯の治療や診療で、歯科助手は何をする？

歯の治療や診療をおこなうときに、患者の口のなかに手を入れることは、歯医者や歯科衛生士などの、国家資格を得た人だけにゆるされています。

歯科助手は、歯医者に器具をわたしたり、歯型をとるときの材料を練るなどして、治療が問題なく進むように手助けします。歯科医院では、専門的な知識や技術をもつ人や、それをサポートする人が協力しあって、患者の歯の健康をまもっているのです。

治療にたずさわる人たち

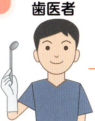
歯医者
患者の歯の診療やむし歯の治療などをおこなう。

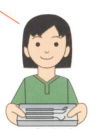
歯科衛生士
歯の治療の補助、むし歯になりづらくなる手当て、歯みがき指導などをおこなう。

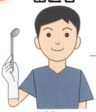
患者

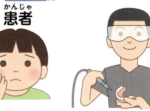
歯科技工士
歯の治療に使う入れ歯やさし歯などをつくったり、加工や修正をおこなったりする。

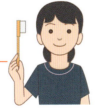
歯科助手
歯科医院で受付や会計、治療や診療業務のサポートをする。

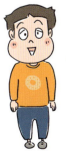
いろいろな仕事があって、いそがしそうだなぁ〜。

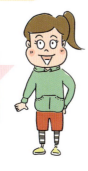
歯科助手さんも、患者さんとかかわる大切な人なんだね！

調べてみよう

歯科助手の仕事なのかな？

X線撮影の準備をして患者さんを撮影室に誘導する。これは歯科助手にできる？ できない？ どっちかな？
（ヒント：「歯科助手　できないこと」で検索してみよう）（→答えは36ページ）

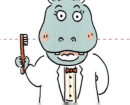

31

5 歯科医院で使う道具

歯科医院の仕事道具図鑑

歯を観察する、けずる、つめものをつめるなど、用途にあわせてさまざまな道具があります。歯医者や歯科衛生士は、これらをたくみに使い分けているのです。

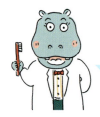

キーン、ギリギリ、シャカシャカ……治療のときいろいろな音がするけれど、どんな道具を使っていると思いますか？

「キーン」は歯をけずるときの音ですね。どんな道具なんですか？

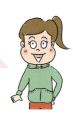

どんな服装をしているの？

歯医者と歯科衛生士は、患者に対応しやすく動きやすい服装ではたらいています。また、患者が安心して治療を受けられるように、もちものなどにも気を配っています。

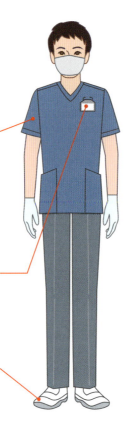

歯医者のユニフォームの例

動きやすく、洗濯してもかわきやすい素材でできている。手やうでなどに細菌やウイルスがついてもすぐにあらい流して消毒できるように、冬でも半そでのユニフォームを着ている。

患者がよびかけやすいように、歯医者や歯科衛生士、そのほかのスタッフも、全員むねに名札をつけている。

くつは、すべらずぬげにくいスニーカータイプをはいている。

歯科衛生士のユニフォームの例

正確に情報を伝え、スムーズに治療を進めるために、ペン、時計、メモ帳はかならずポケットに入れている。

治療のときに、子どもをしっかりおさえたり、車いすの患者をかかえて診察台にうつしたりと、力仕事が多いため、あみの歯科では、歯科衛生士もパンツスタイル。

第2章 歯の治療にたずさわる仕事

基本の道具を見てみよう

歯医者が、歯の治療によく使う道具は、おもに6点あります。これらは、ひとまとめにして滅菌し、トレーの上にのせてユニットの器具台の上に置かれています。

バキューム
けずった歯や口のなかにたまっただ液、血液などをすうために使うバキュームの先端部分。この先端部分をホースにつけて使う。おもに歯科衛生士が使う道具だが、歯医者もさわることがあるので基本セットに入っている。

ミラー
口のなかの状態を見る鏡。柄に角度がついていて、歯の細かいところもしっかり見える。治療をしやすいようにほおや舌をおさえたりすることもある。

探針
先がとがった棒状の検査用器具。むし歯の様子などを探る。よごれや異物をとりのぞくこともある。

ピンセット
歯の診察や治療に必要な小さなものをつまむための道具。

充填器
むし歯をけずったあとにつめものをつめるときに使う。片方の先端はおしこむときに使えるように、平たい形になっている。

エキスカベーター
むし歯の部分や不要なかぶせもの、つめものをとりのぞくときに使う。

歯科衛生士がよく使う道具は?

歯科衛生士がよく使う道具には、歯石をとる道具や、むし歯や歯周病ができないように手当てをするときに使う道具、そして歯医者の治療の補助をする道具などがあります。

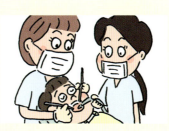
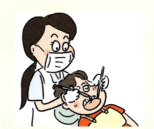

治療によって道具を使い分けるよ

歯科医院では、患者の歯の状態によって、さまざまな治療がおこなわれます。そのため、むし歯をけずる道具や、あながあいた場所に薬をつめる道具など、たくさんの道具を使い分けて、専門的な治療を進めています。どんな道具が使われているのか見てみましょう。

歯をけずる道具

タービンとエンジンの2種類がある。タービンは先端につけたダイヤモンドバーで歯をけずる。

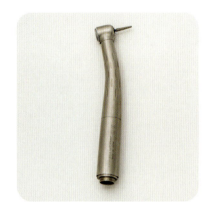

タービン
空気をふきつけて、なかにあるつばさを回転させ、歯をけずる道具。けずった歯をあらい流す水も出る。1分間に30万〜50万回転する。

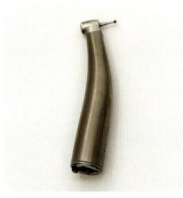

エンジン
マイクロモーターで回転させてやわらかいむし歯や仮歯*などをけずる。タービンより回転はおそい。

＊かぶせものができるまで一時的につけるプラスチック製の歯。

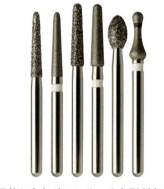

ダイヤモンドバー
表面がダイヤモンドでコーティングされていてじょうぶ。タービンの先につけて使う。

目的にあわせていろいろな形があります。

写真提供：日向和田精密製作所

歯に薬や素材をつめる器具

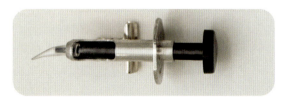

CRシリンジ
コンポジットレジンやセメントなどさまざまな素材を歯につめるときに使う機具。CRシリンジを使わずに、セメントと接着剤がチューブの先から出てくるものもある。

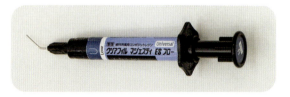

コンポジットレジン
セラミックの成分と合成樹脂をあわせた、プラスチック素材のレジンが先から出てくる。歯のすきまなどにぬり、光を当てて固める。数十種類あり、人の歯の色やかたさにあわせて使い分ける。

第2章 歯の治療にたずさわる仕事

そのほかの便利な器具

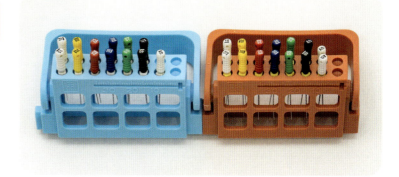

リーマー
歯の根の治療で、神経をとるときに使う。やわらかい金属なので、根っこの先まできれいにすることができる。根のあなの太さにあわせて、細い順にセットになっている。

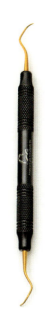

ペリオプローブ
歯周ポケットにさしこみ、先端の目盛りで歯周ポケットの深さをはかる。

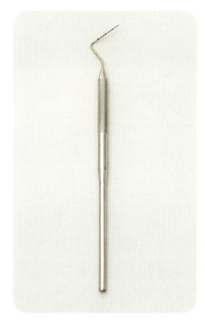

スケーラー
歯石をとるときに使う金属製の道具。細い先端で歯と歯のあいだの歯石もとることができる。

こんなにたくさんの道具を使いこなしているんだね!

どんな道具が使われるのかわかったから、歯の治療がこわくなくなりそう!

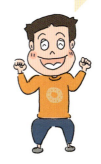

クイズ

タービンは何回転?
「キーン」という音がするタービンは1分間に何回転しているんだろう。5,000回転? 5万回転? 50万回転?
(→答えは36ページ)

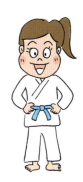

35

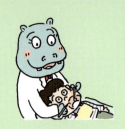
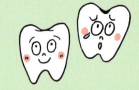

もっと知りたい！

歯の豆知識

12歳の子どものむし歯の本数はどれくらい？

日本の12歳の子どものむし歯の本数は、平均何本だと思いますか？　答えは0.56本です（2022年時点）。

12歳（中学校1年生）を調査対象としている「永久歯の一人あたり平均むし歯数（喪失歯及び処置歯数をふくむ）」のデータを見てみましょう。2021年には、調査がはじまった1984年以来、いちばん少なくなっています。

およそ40年のあいだに、12歳の子どもがもつむし歯の数は、4分の1ほどまでにへっているのです。

なぜ、日本で子どものむし歯がへったのでしょうか。昔は、子どもが歯医者を受診するというと、「むし歯になっていたむ」「乳歯がなかなかぬけない」など、トラブルが起きている場合が多く、むし歯が進んで、歯をぬかなければならないこともしばしばありました。

しかし、近年、定期的に子どもを歯科医院に連れて行き、歯をみてもらう保護者がふえたといわれています。保護者のあいだで、歯の健康についての意識が高まり、歯科医院が身近な存在になったことが、子どものむし歯をへらすことにつながったのかもしれません。

12歳の永久歯の一人あたり平均むし歯数

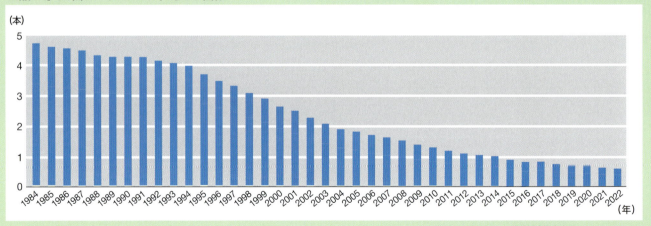

出典：文部科学省「学校保健統計調査」を一部改変

19ページ	30校以下。国公立12校、私立17校、あわせて29校（2024年時点）
23ページ	多い。歯科衛生士さんは14万5,183人（2022年時点）
31ページ	できる。ただしX線の撮影はできない（法律で禁じられている）
35ページ	1分間に50万回転。機種にもよるが30万〜50万回転

第3章

歯科医院と
じょうずにつきあう

1 歯医者をもっと知りたい 38
2 歯科医院にじょうずにかかるために .. 42

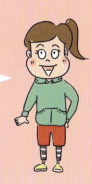

じっさいに話を聞いて、歯医者さんのことがもっと知りたくなったな。日本にはどのくらい歯医者さんがいるんだろう？

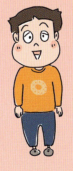

ぼくは歯科医院にもっとじょうずにかかりたいと思ったな。歯医者さんに、治療(ちりょう)がこわいことをどうやって伝えればいいんだろう？

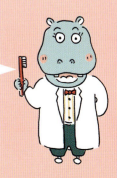

歯科医院にじょうずにかかるためには、歯科医院のことを知っておくことが大切ですね。この章では、歯科医院の選びかたや、歯医者とのコミュニケーションについて、紹介(しょうかい)していきますよ。

1 歯医者をもっと知りたい①

日本の歯医者の数は世界第2位！

日本の歯医者の数は世界的に見ると多い？　日本のなかでは、歯科医院の数に地域差はある？　歯医者の数にまつわることを調べてみました。

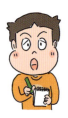

ぼくたちの街にも歯科医院はけっこうあるよね。内科や小児科より多いような気がするよ。歯医者さんの数はどうかな？

数は多いけど、足りているのかな？　不足しているのかな？

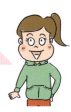

世界と日本の歯医者・歯科医院の数

世界各国の歯医者の数をくらべてみると、2021年度では、アメリカが1位で、20万1,900人です。差は大きいものの、日本は2位で10万4,152人でした。

また、日本の歯科医院の数は、6万7,899件[*1]でした。歯科医院がたくさんあることのたとえで、「日本の歯科医院の数は、コンビニよりも多い」などといわれることがありますが、じっさいに、全国のコンビニエンスストアの数の約5万6,000店[*2]を上回っているのです。

順位	国名	単位：人	
1	米国	201,900	※1
2	日本	104,152	※2
3	コロンビア	86,234	※1
4	ドイツ	71,270	
5	イタリア	49,721	
6	フランス	44,883	
7	トルコ	39,851	※1
8	ポーランド	34,874	
9	イギリス	34,673	
10	韓国	27,491	

出典：OECD（Organisation for Economic Co-operation and Development）(2021年)

※1　管理職・研究職の歯医者をふくむ。　※2　前年のデータ。

日本の歯医者は多すぎるの？

人口10万人あたりの、日本の歯医者の数に注目してみましょう。こちらは、84.2人です[*3]。日本の歯医者の数は、世界的に見ると特別に多いわけではありません。しかも、地方には歯科医院が少なく、都会に集中しているなど、地域差がめだってきています。

[*1]　出典：厚生労働省「医療施設（動態）調査・病院報告の概況」(2021年)
[*2]　出典：日本フランチャイズチェーン協会「コンビニエンスストア統計調査年間集計」(2021年)
[*3]　出典：厚生労働省「医師・歯科医師・薬剤師統計の概況」(2022年)

第3章 歯科医院とじょうずにつきあう

日本の歯医者がかかえる問題

日本では、歯医者の高齢化が問題になっています（歯科医院の歯医者にかぎる）。歯医者の年齢の割合は、50歳以上が半数以上をしめているのです。高齢化が進むと、2025年くらいからは歯医者の数が減少していくともいわれています。後継者の不足も原因となり、業務をつづけられない歯科医院がふえるでしょう。

さらに、地域によって歯医者の数にかたよりがあるということも問題です。都道府県別の人口10万人あたりの歯医者の人数は、東京都がいちばん多く116.1人なのに対して、青森県、島根県、滋賀県などは東京都の半分以下です*1。ちなみに、歯科医院がまったくない地区（無歯科医地区）は、全国に784か所もあります*2。

*1 出典：厚生労働省「医師・歯科医師・薬剤師統計の概況」（2022年）
*2 出典：厚生労働省「令和4年度無医地区等及び無歯科医地区等調査」（2022年）

超高齢社会と歯科医院のかかわり

日本は、総人口に対して65歳以上の高齢者人口がしめる割合がとても高い「超高齢社会」です。平均寿命がのびると、病院にかかったり、介護のサポートを受けたりするのと同じように、歯科医院で歯をみてもらう期間も長くなります。

口から入る細菌が原因で、大きな病気につながることは多く、高齢者に多い誤嚥性肺炎*などは、ときに命にかかわることもあります。

そんななか、かかりつけの歯科医院では、口のなかの健康について相談しやすく歯や舌の掃除や、入れ歯の点検などもしてもらえます。歯科医院は、高齢者のくらしをささえ、病気をふせぐことにも役だっているのです。

*口から入れた食べものやだ液などが、あやまって肺に入ることで炎症を起こす病気。

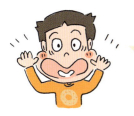

歯医者さんも後継者不足とは！へってしまったらこまっちゃう！

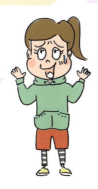

超高齢社会で歯医者さんのお世話になる人はますます多くなるよね。

調べてみよう

女性の歯医者さんはどのくらい？
歯医者さんのうち、女性医師はどのくらいだと思う？3割以上？3割以下？
（→答えは46ページ）

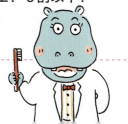

1 歯医者をもっと知りたい②
歯科にも種類がある

歯科にはむし歯や歯周病をなおす一般的な歯科のほか、小児歯科、矯正歯科、歯科口腔外科など専門性をもった科目があり、複数の科目をになう歯科医院もあります。

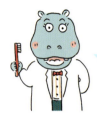

歯だけでなく、舌やあごの骨など口全体が、歯医者さんの専門分野なんですよ！

口のなかやまわりまで、歯医者さんにみてもらえるんですね！

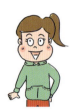

一般歯科

むし歯ができた、つめものやかぶせものがとれた、歯ぐきがはれた、入れ歯があわないなど、おとなの歯や口のなかのさまざまなトラブルに対処します。

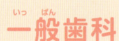

小児歯科

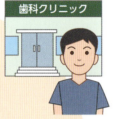

子どものむし歯治療、歯のはえかわりや歯ならびのチェック、歯みがき指導やフッ素を歯にぬる、歯石の除去などのむし歯予防をおこないます。対象は、歯がはえはじめてからすべての歯が永久歯にはえかわるまでです。年齢でいうと生後6か月から18歳までとなります。成長とともに大きく変化する子どもの口のなかをみながら、将来を見すえた治療をします。

予防歯科

むし歯や歯周病になってからなおすのではなく、なる前にふせぐのが予防歯科です。定期検診で歯の状態をみたり、歯の掃除をしたりします。

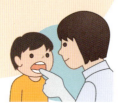

第3章 歯科医院とじょうずにつきあう

矯正歯科
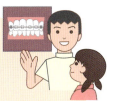
歯ならびやかみあわせを整えてきちんと歯がかみあうようにし、むし歯や歯周病になりにくくします。矯正治療の時期や方法を見きわめ、矯正装置をつけている期間だけでなく、装置をはずしてからも経過観察をしながら治療します。

歯科口腔外科
口腔とは口のなかのこと。歯科口腔外科は、あごの骨、舌、歯ぐき、ほおの粘膜、それらに関連するあごの関節やだ液腺などの病気の診断、治療をします。深くうまった親知らずの抜歯、口のけが、あごの骨折、口内炎、あごの骨の腫瘍、口腔がんなども歯科口腔外科の治療の範囲です。

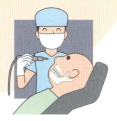

インプラント科
むし歯や歯周病で歯を失ってしまったときの選択肢の一つがインプラントです。人工の歯の根をあごの骨にうめこみ、その上にかぶせものをのせるインプラント治療をおこないます。

審美歯科
美しさを重視した歯の治療をするなど、口のなやみを解消するための歯科です。さまざまな方法で歯を白くしたり、歯ならびをきれいにしたり、歯ぐきの色を美しくしたりします。

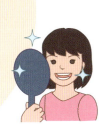

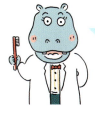
事件、事故、災害などでなくなった人の歯や口のなかの状態などから身元を調べる仕事もありますよ!

歯医者さんは、いろいろな場所で活躍しているんですね!

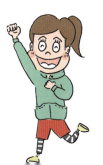

調べてみよう

歯医者さんのお仕事いろいろ

歯医者さんは、ほかにどんなところではたらいているのかな?「警察歯科医」「学校歯科医」「産業歯科医」「歯科医官」「行政・保健所歯科医師」などのことばを調べてみよう!

41

2 歯科医院にじょうずにかかるために①
歯科医院の選びかた

ずっと通いたくなる歯科医院をさがすポイントをまとめました。表紙の裏の「近所の歯科医院をさがしてみよう」も活用してみてください。

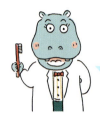
外から歯科医院を見ただけだと、どんな歯医者さんかわからないですよね。みなさんはどうやって選んでいますか？

もし歯医者さんと気があわなかったら……最初はドキドキしちゃいます！
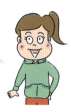

看板の「標ぼう」を見てみよう！

病院の看板に書かれた診療科名を「標ぼう」といいます。医師が自分の専門分野を患者に伝えるためのものです。「歯科、小児歯科、矯正歯科、歯科口腔外科」があり、これらは法律で標ぼうしてよいと決められています。また、日本歯科専門医機構の認定した「専門医」も標ぼうができます。

桜堤あみの歯科の調査では「小児歯科専門医」を知っている人は全体の半分ほどでした。歯科医院を選ぶときには、標ぼうに注目してみましょう。

> **「専門医」「認定医」って何？**
>
> 専門医のほかに、「認定医」もあります。認定医は学会がおこなう試験に合格し、たしかな知識と技術をもっていることがみとめられた医師です。専門医は、認定医よりさらに経験を積み、高いレベルの診察ができ、研究の功績がある場合に認定されます。原則として5年で更新されるため学びつづけなければなりません。

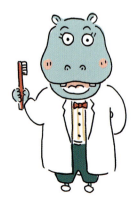
たとえば、「一般歯科、小児歯科」とあれば、「ふつうの歯の治療をする歯科医院で、子どももみている」ということです。「小児矯正歯科」などと、名称を組みあわせる場合もありますよ。

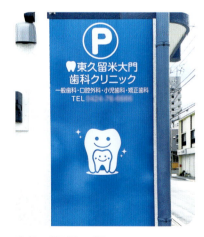
歯科の標ぼうの例

第3章 歯科医院とじょうずにつきあう

治療も説明もていねいな歯医者を選ぼう

　子どもが歯科医院にかかる場合、小児歯科専門医なら、安心してみてもらうことができるでしょう。ただ、小児歯科専門医はとても少なく、自宅から通えるところにあるとはかぎりません。

　歯科医院にかかるときは、患者の思いを理解し、ていねいな説明と治療をしてくれる歯医者を選びたいものです。たとえば、治療の前に口のなかの写真をとって、むし歯の進み具合や治療方法を説明してくれると心強いですね。何より、患者をなおしたいという思いが伝わってくるようなら、あなたにとってよい歯医者といえるでしょう。

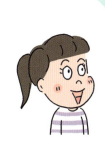
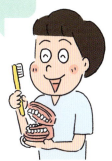

歯をみがくコツを教えますね。

治療方針がちがうときは?

　治療内容によっては、すぐに治療はしないでタイミングをみておこなうほうがよいこともあります。

　歯医者から治療の説明を受け、治療方針があわないなど、疑問に思うことがある場合は、しっかりと伝えましょう。

　そのうえでどうしても理解しあえない場合は、歯科医院を変えてもだいじょうぶです。保護者とも話しあって、あせらずに判断することが大事です。

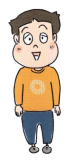

不安なことや疑問があったらどんどん聞こう!

自分の体にかかわることだから、ちゃんと考えよう!

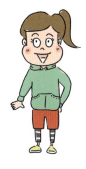

クイズ

小児歯科専門医を知っている?
みなさんは小児歯科専門医の存在を知っていたかな? 保護者の人はどうだろう。知っているのは半分以上? それとも半分以下?
(→答えは46ページ)

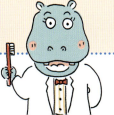

2 歯科医院にじょうずにかかるために②

歯医者に伝わりやすい表現

歯医者に症状を伝えるのはなかなかむずかしいものです。でも、心配ごとや不安なこと、どんなことでも歯医者には貴重な情報になります。

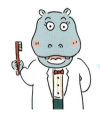

> 症状のことだけでなく、不安なことや心配なこと、苦手なことなどなんでも話していいんですよ。

> いたいのがすごく苦手で、じつは歯医者さんがこわくてたまらないんです……。

自分の感覚で伝える

みなさんが歯科医院に行くときは、保護者といっしょに診察室に入ることが多いと思いますが、歯医者に「どこが、どんなふうにいたい？」と聞かれたら、答えるのは患者であるみなさんです。いたみは自分以外の人にはわかりません。どんなことでも歯医者には貴重な情報になりますから、少しずつでもよいので、症状を伝えてみましょう。

> 不安や疑問に感じることも遠慮しないで話してくださいね。いたいのはいや、すぐに苦しくなるなど、どんなことでもかまいませんよ！

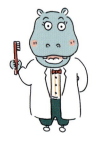

伝えかたのポイント

☑ まず、いちばんこまっているのはどんなことか伝える。
　例)「歯がいたいです」「歯ぐきがしみます」

☑ つらい部分の、だいたいの場所を伝える。
　例)「右のおくのほうです」「前歯のすきまです」

☑ どんなふうにつらいのかを伝える。
　例)「チクチクといたみます」「かんだときにズキンとしみます」

☑ いつからつらいのかを伝える。
　例)「昨日の夜から、とくにいたくなりました」「いちどおさまり、今朝またいたくなりました」

> あたたかいものを食べるといたみます。

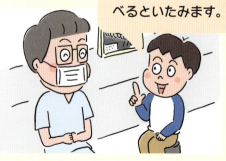

第3章　歯科医院とじょうずにつきあう

歯医者と仲よくなるイメージで！

はじめて歯科医院にかかるときは、だれでも緊張するものです。どんな歯医者なのか、治療はいたいのか、むし歯が進んでいたらどうしよう……など、心配はつきません。

不安な気持ちは、正直に歯医者に伝えてみましょう。ことばにすることで、「なんとなくこわい」から、「自分はこれが苦手」「これはされたくない」など、心配ごとや気をつけてもらいたいことが、はっきりと見えてきます。

歯医者に気持ちが伝われば、きっとていねいに説明をしてくれるはずです。そうやってコミュニケーションをとることで、だんだんと歯医者に対する苦手な気持ちはへっていくでしょう。こわければ、小学校高学年でも保護者につきそってもらえます。歯科医院に通うことになったら、歯医者とたくさん会話をして、仲よくなることからはじめてみましょう。

こんなとき、歯科医院でどうすればいいの？

☑ 鼻がつまっていて苦しい。
→「鼻づまりで、長い時間治療ができません」と伝えましょう。

☑ 歯の治療中に、いたみを感じる。
→ 手をあげて「あー」などと、声に出して伝えてみましょう。

☑ 口からよだれがたれてしまう。
→ ハンカチやティッシュは、かならずもっていき、診察台でも手にもっておくと安心です。

☑ 治療した歯にいたみがつづく。
→ 次の通院のときに、診察の最初に伝えましょう。強いいたみなら、保護者に相談して、歯科医院に電話してもらいます。

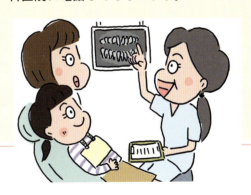

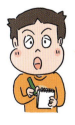

歯医者さんとのやりとり、お母さんまかせにしていたかも……。

苦手なことも不安なことも言ってもいいんだね。こんど話してみる！

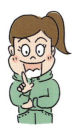

クイズ
診察室には一人で入らなければだめ？
小さい子は保護者といっしょに診察室に入る場合が多いけれど、小学校高学年は一人で入らなければだめ？　保護者同伴でいい？
（→答えは46ページ）

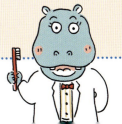

45

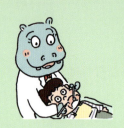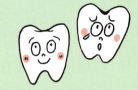

もっと知りたい！ 歯の豆知識

歯科受診にかかる費用

みなさんが歯科医院で歯の治療をしたとき、治療費はどのくらいかかっているか知っていますか。たとえば歯が1本むし歯になったときのことを考えてみましょう。

歯の治療は、保険証を提示すれば健康保険により3割の自己負担額*1で受けることができます。初期のむし歯なら1,500〜3,000円、中度なら2,000〜1万円が目安です。定期検診は1回あたり2,500〜3,000円くらいです。

ちなみに、「子ども医療費助成制度」によって日本の子どもの医療費は援助されています。中学生までにかかる医療費の一部、または全部を各自治体が負担しているのです*2。

*1 自己負担額の割合は年齢によって変わる。
*2 高校生まで医療費を援助する自治体もある。

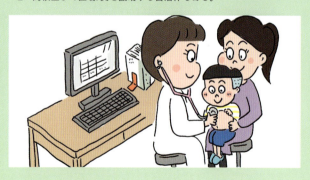

保険がきかない歯科矯正

保険がきかない治療もあります。それは、歯科矯正です。公的保険がきく治療は病気やけがなので、「見た目の改善という目的がある」と判

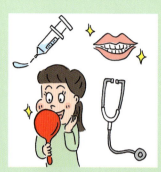

断されてしまう歯科矯正は保険がきかないのです。ただし、生まれつきの病気が原因でかみあわせに異常がある場合や、あごの骨の大きさや形に大きな異常がみられる場合は、保険がきくことがあります。歯科矯正の治療費は方法や治療の時期によってことなりますが、20万〜100万円と高額です。

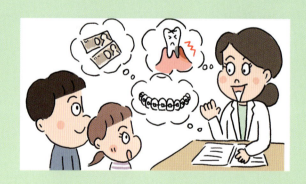

39ページ 3割以下。女性は約26パーセント（厚生労働省「医師・歯科医師・薬剤師統計の概況」(2022年)）

43ページ 知っているのは半分以下。知らない人がわずかに多く51.3パーセント
（小学生以下の子どもをもつ保護者を対象にしたアンケートより。2020年 桜堤あみの歯科調べ）

45ページ 保護者同伴でいい。昔は3歳からは同伴ができなかったが、いまは希望があれば何歳まででも同伴できる

さくいん

このページでは、この本に出てくる重要な語句を50音順にならべています。調べたいことがあったらそのページを確認してみましょう。

あ

一般歯科	40
インプラント	26, 41
エキスカベーター	33
X線検査	12
X線装置	12
エンジン	34

か

カウンセリング	6
学校歯科医	16
かぶせもの	26, 40, 41
カルテ	6, 8, 22, 30
感染予防	14
器具台	11, 33
技工物	26, 27, 28
矯正歯科	41
矯正やけがの治療	17
咬合器	27
誤嚥性肺炎	39
子ども用モニター	10
コンポジットレジン	34

さ

CRシリンジ	34
CT検査	12
CT装置	12
歯科医院の数	38
歯科医師国家試験	18, 19
歯科医師免許	19

た

歯科衛生士国家試験	24
歯科衛生士免許証	24
歯科衛生士養成学校	24
歯科技工士国家試験	28
歯科技工士養成校	28
歯科技工所	26, 28
歯科検診	9
歯科健診	16
歯科口腔外科	41
歯科大学	18
歯科用レーザー	8, 11
充填器	33
小児歯科	40
小児歯科専門医	8, 42, 43
診察台	11
審美歯科	41
スケーラー	23, 35
スピットン	11
スリーウェイシリンジ	11
専門医	42

た

タービン	34
ダイヤモンドバー	34
探針	33
つめもの	26, 27
定期検診	40, 46
テレビモニター	10, 11

な

認定医	42

は

歯医者の数	38, 39
排唾管	11
バキューム	11, 33
歯みがき指導	17, 22, 23, 31, 40
標ぼう	42
ピンセット	33
ブリッジ	17, 26
ペリオプローブ	35

ま

マイクロスコープ	11
ミラー	16, 33
無医科医地区	39
滅菌	13, 14
問診	16

や

ユニット	10, 33
ユニフォーム	32
予防歯科	40

ら

リーマー	35
臨床研修	19

監修

網野重人 （あみの・しげと）

桜堤あみの歯科院長・理事長

1995年昭和大学卒業。1999年昭和大学大学院卒業、歯科博士号取得。2002年より昭和大学歯学部兼任講師、日本大学松戸歯学部兼任講師。2008年、桜堤あみの歯科開院。日本歯科専門医機構認定小児歯科専門医。おもな著書に『子どもの歯を健康に育てる方法：小児歯科専門医がやさしく教える』(現代書林)、『小児歯科専門医と認定歯科衛生士が矯正治療について教える 子どもの歯並びをよくする方法』(共著、現代書林) などがある。

原田奈名子 （はらだ・ななこ）

桜堤あみの歯科副院長

2009年神奈川歯科大学卒業。2017年東北大学大学院歯学研究科小児発達歯科学分野卒業、歯科博士号取得。同年より東北大学大学院歯学研究科非常勤講師、桜堤あみの歯科に勤務。

編集・制作
株式会社桂樹社グループ（狩生有希）、片倉まゆ

装丁・本文デザイン
大悟法淳一、武田理沙（ごぼうデザイン事務所）

執筆
菅原嘉子

イラスト
WOODY 寺平京子

撮影
大塚成一

協力
中西眞知子（桜堤あみの歯科）

写真協力
**東久留米大門歯科クリニック、
日向和田精密製作所、
鹿児島大学病院矯正歯科
（教授：宮脇正一、歯科医師：大賀泰彦、楠元淳也、
山西沙祐里、丸谷佳菜子、山形勁太）**

おもな参考文献

網野重人『子どもの歯を健康に育てる方法：小児歯科専門医がやさしく教える』(現代書林)
網野重人、中西眞知子『小児歯科専門医と認定歯科衛生士が矯正治療について教える 子どもの歯並びをよくする方法』(現代書林)
井上美津子『子どもの歯と口のトラブルQ&A』(医学情報社)
東京医科歯科大学最先端口腔科学研究推進プロジェクト
『新しい歯の教科書：口内環境は、全身の健康につながる』(池田書店)
厚生労働省「e-ヘルスネット」
https://www.e-healthnet.mhlw.go.jp/information/teeth（2024年6月3日確認）

教えて歯医者さん！ 調べて守る歯の話
第3巻 歯科医院探検

2024年9月24日　初版第1刷発行

発行人　泉田義則
発行所　株式会社くもん出版
　　　　〒141-8488
　　　　東京都品川区東五反田2-10-2東五反田スクエア11F
　　　　電話　03-6836-0301（代表）
　　　　　　　03-6836-0317（編集）
　　　　　　　03-6836-0305（営業）
　　　　ホームページ　https://www.kumonshuppan.com
印刷所　TOPPANクロレ株式会社

NDC497・くもん出版・48P・28cm・2024年 ISBN978-4-7743-3743-2
© 2024 KUMON PUBLISHING Co.,Ltd. Printed in Japan

乱丁・落丁がありましたら、おとりかえいたします。
本書を無断で複写・転載・翻訳することは、法律で認められた場合を除き禁じられています。購入者以外の第三者による本書のいかなる電子複製も一切認められていませんのでご注意ください。　　　CD56269